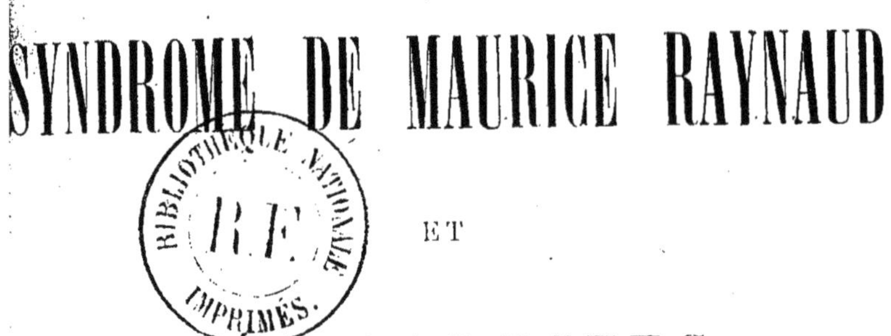

SYNDROME DE MAURICE RAYNAUD

BIBLIOTHÈQUE NATIONALE R.F. IMPRIMÉS

ET

PÉRICARDITES

PAR

Le Docteur G. LEVEILLÉ

DE L'UNIVERSITÉ DE PARIS

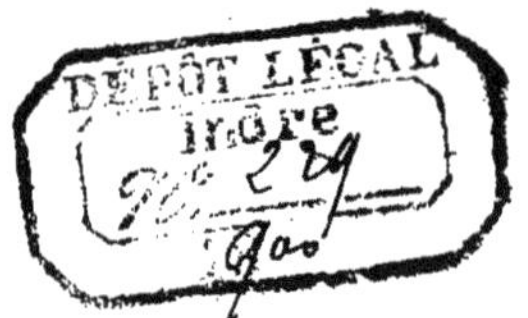

DÉPÔT LÉGAL

PARIS

VIGOT FRÈRES, ÉDITEURS

23, PLACE DE L'ÉCOLE-DE-MÉDECINE, 23

1900

T 101 314

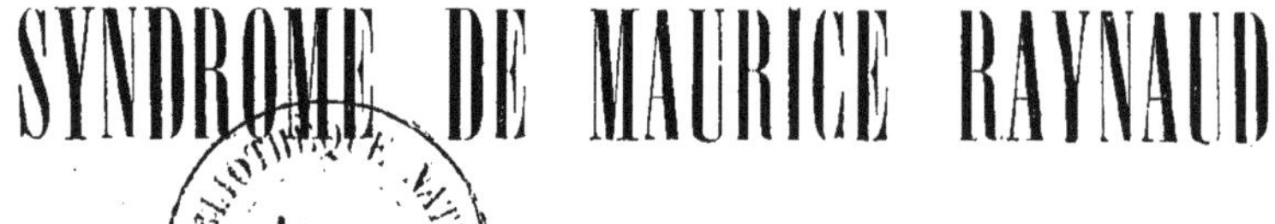

SYNDROME DE MAURICE RAYNAUD

BIBLIOTHÈQUE NATIONALE
R.F.
IMPRIMÉS

ET

PÉRICARDITES

PAR

Le Docteur **G. LEVEILLÉ**

DE L'UNIVERSITÉ DE PARIS

PARIS
VIGOT FRÈRES, ÉDITEURS
23, PLACE DE L'ÉCOLE-DE-MÉDECINE, 23

1900

101

14

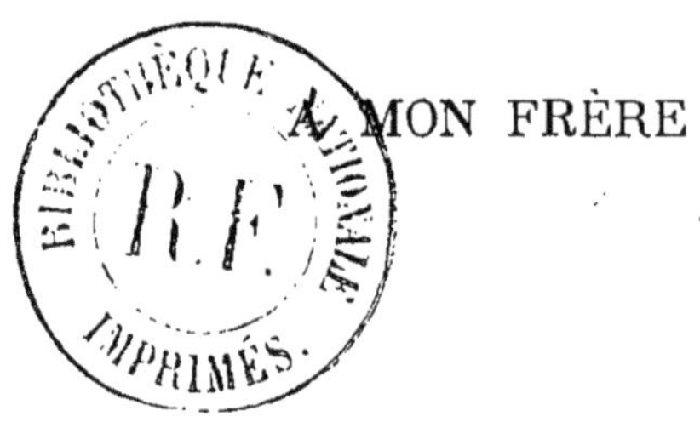
BIBLIOTHÈQUE NATIONALE
R.F.
IMPRIMÉS

A MON FRÈRE

A MA BELLE-SŒUR

A MES NEVEUX

A MES COUSINS

A MES AMIS

A MA GRAND'MÈRE

A MON CHER PÈRE ET A MA CHÈRE MÈRE

Témoignage d'affection et de reconnaissance.

A MES MAITRES

Messieurs les Médecins et Chirurgiens des hôpitaux de Nantes.

A MONSIEUR LE DOCTEUR WIDAL

Professeur agrégé à la faculté de Médecine de Paris.
Médecin de la Maison Municipale de Santé.
Chevalier de la Légion d'honneur.

A MON PRÉSIDENT DE THÈSE

MONSIEUR LE PROFESSEUR HUTINEL

Professeur à la faculté de Médecine de Paris.
Médecin des Enfants-Assistés.
Chevalier de la Légion d'Honneur.

AVANT-PROPOS

Les asphyxies locales symétriques des extrémités, syndrome de M. Raynaud, ont été l'objet, surtout ces dernières années, d'une étude très longue et très approfondie.

Dans beaucoup d'affections on retrouve ce syndrome, et depuis la thèse de Maurice Raynaud qui a jeté un certain jour sur cette question, les hypothèses de toutes sortes ont surgi pour expliquer sa nature. On a rattaché à des causes les plus diverses et les plus variées la production de ces symptômes. Tantôt on a invoqué leur origine nerveuse, tantôt leur origine artérielle et quelquefois leur *origine cardiaque*. C'est surtout cette cause des troubles cardiaques produisant le syndrome de Raynaud qui nous intéresse et à laquelle nous nous arrêterons.

Nous présentons deux cas qui ont été observés à la Maison municipale de Santé dans le service de M. le docteur Widal. Ces deux malades ont présenté, à la période terminale de leur maladie, des symptômes d'asphyxie locale des extrémités, chez tous les deux, à l'autopsie, on a découvert de la péricardite ; chez l'un, hémorrhagique, chez l'autre, purulente. Il est plus qu'évident que cette asphyxie locale des extrémités survenue peu de temps avant la mort de ces malades est due à l'épanchement du péricarde.

Avant de commencer ce travail, nous tenons à exprimer à M. le docteur Widal toute notre reconnaissance et notre gratitude. Nous remercierons vivement M. Ravaut, interne du service, qui nous a prodigué tous ses soins pendant une scarlatine que nous avons contractée au mois de mai, et pour tous les renseignements qu'il a bien voulu nous donner pour faire cette thèse.

Que M. le professeur Hutinel accepte l'hommage de notre profond respect.

I

Définition. — Historique. — Description du syndrome de Raynaud.

1. DÉFINITION. — Le mot asphyxie (de α privatif et de σφυξις pouls), signifie dans son sens littéral : tout état de mort apparente ou réelle dans lequel il y a primitivement absence de pouls. Considérée dans ses effets, l'asphyxie est la suspension des phénomènes respiratoires, c'est-à-dire la désoxygénation du sang et l'accumulation dans ce milieu d'acide carbonique. L'état asphyxique aboutit fatalement au même résultat assez significatif pour le faire connaître. Il se manifeste par une coloration noire du sang artériel ; par l'aspect cyanosé que prend la peau, par une perversion, puis une abolition de la sensibilité avec conservation du pouvoir excito-moteur, enfin par une diminution, puis une disparition graduelle des phénomènes vitaux (1). Mais cette asphyxie telle que nous venons de la décrire s'applique à l'organisme tout entier. Elle peut se manifester dans une

(1) Dictionnaire Dechambre, article Asphy., M. Perrin.

région fort limitée, et l'on voit fréquemment l'extrémité d'un membre atteint de ce trouble de la nutrition pendant que toutes les autres parties sont complètement saines : car, comme le dit si bien Paul Bert (1), il y a toujours dans les relations du sang avec l'intimité des tissus des troubles comparables à ceux que produit la cessation de l'absorption pulmonaire, c'est-à-dire la diminution de l'oxygène et l'emmagasinement de l'acide carbonique dans le sang et dans les tissus.

Il est donc convenu d'appeler asphyxie locale : l'état de mort apparente ou réelle que prend une partie limitée de l'organisme ; une extrémité par exemple, puisque ce sont surtout les extrémités : orteils, doigts, nez et oreilles, qui sont atteintes le plus souvent. Cet état serait produit par toutes sortes de causes, nous les passerons successivement en revue.

2. Historique. — La dénomination d'asphyxie locale a cours dans la science depuis Boyer ; c'est lui le premier qui en a parlé. Avant, en 1749, Quesnay (2) avait essayé de développer cette question, mais il s'occupait surtout des gangrènes et il cherchait à expliquer leur nature. Il pensait que la section de tous les nerfs des membres pouvait déterminer cette gangrène. Cette question, reprise au commencement du siècle, fut résolue par la négative. Bichat regardait la suspension de l'action nerveuse comme

(1) P. Bert, Dict. Jaccoud).

(2) Quesnay. *Traité de la gangrène*, Paris, 1749.

incapable de déterminer la mort partielle. Hebrard Wolff de Halle, après avoir sur des chiens coupé tous les nerfs des membres inférieurs sans produire de gangrène, arrivèrent aux mêmes conclusions que Bichat.

Andry, en 1828, rejetait l'action nerveuse.

Dupuytren et Roch démontrent que l'inflammation des artères était cause de formations de caillots obturateurs qui produisent l'asphyxie locale des extrémités. Zambaco, en 1851, après toute une série d'expériences, démontre que le système nerveux seul est perturbé. Enfin il faut arriver à Maurice Raynaud pour avoir une étude complète et détaillée sur ce sujet.

3. — Description du syndrome de Raynaud. — L'asphyxie locale est le début habituel d'une gangrène symétrique; cependant il existe un certain nombre d'aspyhxies locales qui ne vont pas jusqu'à la gangrène; elles peuvent disparaître ou rester longtemps stationnaires.

Raynaud décrit dans son syndrome trois phases qui se succéderaient les unes aux autres. D'abord il décrit la syncope locale, ensuite l'asphyxie, et enfin il arrive à la gangrène.

Les deux premières phases nous intéressent surtout; car nous n'avons pas constaté la gangrène chez nos deux malades.

1° *Syncope locale.* — Cette forme se manifeste de la façon suivante. Le doigt de la main (nous prenons le doigt parce qu'il est la plupart du temps le premier et le plus souvent atteint), devient complètement exsangue et se décolore dans une certaine étendue; cet effet ressemble à la pâleur subite de la totalité du corps qui accompagne l'arrêt momentané du cœur. On a le doigt mort, et cet état ressemble, comme le dit Spillmann (1), à celui que l'on rencontre fréquemment dans la néphrite interstitielle.

Ce phénomène s'étend ensuite à plusieurs doigts. Une main est prise, et quelquefois après, l'autre main.

A quoi est dû cet aspect singulier que prennent ainsi les doigts? Raynaud l'attribue à une contraction péristaltique exagérée des petits vaisseaux ; d'après Vulpian (2), cette syncope serait due à une vaso-constriction intense des artérioles, suivie d'une paralysie de ces artérioles, ce qui empêche la vaso-dilatation de se faire.

Cet état de syncope locale se retrouve dans toutes les extrémités. Non seulement les doigts de la main peuvent être atteints; mais les orteils, le nez, les oreilles, les lèvres. De Rham (3) cite des observations où toutes les extrémités sont atteintes et sur une grande étendue.

Si l'on examine attentivement la peau des parties affectées, on voit qu'elle prend une teinte d'un blanc mat ou parfois jaunâtre ; elle paraît complètement exsangue ; sa sensibilité cutanée s'émousse, puis s'anéantit ; les doigts sont devenus étrangers au sujet. On peut les pin-

(1) *Conférences cliniques*, Nancy, 1894.

(2) Vulpian. *Leçons sur l'appareil vaso-moteur.*

(3) Société vaudoise de médecine, juin 1897.

cer, les piquer impunément. On les voit quelquefois tout en perdant la sensation de contact, pouvoir encore distinguer le chaud du froid. Leur température propre s'abaisse notablement, on peut aisément s'en assurer par le toucher.

La motilité est habituellement bonne sauf quelques légers troubles qui ne sont que transitoires. On les attribue à l'insuffisance de l'encéphale, qui, ne recevant plus de sensations par suite des troubles de la sensibilité cutanée, perd momentanément, faute d'excitants, le pouvoir d'y déterminer des mouvements.

Dans des cas rares, les sécrétions sont elles-mêmes troublées et l'on voit le doigt mort se recouvrir d'une sueur froide.

Cette abolition locale de la circulation ne doit son peu d'importance qu'à ce qu'elle est très passagère.

Les doigts de la main paraissent le plus souvent atteints uniquement parce qu'ils sont d'une nécessité plus immédiate pour les usages de la vie.

L'accès, quand il n'aboutit pas à la forme d'asphyxie locale, est suivi d'une période de réaction souvent fort douloureuse qui donne lieu à une sensation analogue à celle de l'onglée.

2° *Forme d'asphyxie locale.* — A l'état de syncope locale fait suite un autre plus avancé ; après une période de spasme capillaire survient une période de réaction incomplète. Les vaisseaux qui reviendront les premiers à leur calibre primitif sont ceux qui présentent le moins d'éléments contractiles dans leur structure, par conséquent les veinules. Au moment où celles-ci sont ouvertes, les artérioles étant encore fermées, le sang veineux, qui avait été d'abord refoulé jusque dans les gros troncs du système à sang noir, refluera dans les plus fines divisions vasculaires, et alors les extrémités prendront cette teinte variant du bleu au noir, indice certain de la présence du sang veineux dans le réseau capillaire, et ceci nous rend compte de deux phénomènes : le premier, que la teinte cyanique succède à une extrême pâleur, la syncope précède l'asphyxie. Le second, c'est que, au début, les parties asphyxiées n'ont pas cette teinte très foncée que l'on observe à la suite d'une constriction violente d'un membre; dans ce dernier cas en effet il y a du sang veineux jusque dans les artères d'un calibre considérable.

Dans l'asphyxie locale, le reflux veineux ne dépasse pas le réseau capillaire proprement dit; il en résulte que la coloration observée a une certaine transparance, c'est un mélange de pâleur et de cyanose. Cette teinte cyanique offre d'ailleurs bien des nuances; tantôt elle est d'un blanc bleuâtre, il semble que la peau ait acquis une plus grande transparence et laisse apercevoir les tissus sous-jacents; tantôt c'est une coloration violette pouvant devenir noirâtre, bien comparable à celle produite sur la peau par une légère tache d'encre; enfin, on constate quelquefois une tache gris bleue qui, rapidement, prend une couleur plus foncée jusqu'à devenir ardoisée et noire. Vient-on à presser sur les parties ainsi nuancées, la tache d'un blanc mat produite par la pression, au lieu de disparaître instantanément comme cela arrive sur une extrémité saine, met un temps considérable à reprendre la couleur des parties avoisinantes, ce qui dénote une excessive lenteur de la circulation capillaire.

Habituellement, il s'y joint un peu de gonflement au voisinage, et sur le trajet des veines existe une marbrure caractéristique.

La douleur est constante; elle peut être assez vive pour arracher des cris aux malades. A un engourdissement pénible succède une sensation de brûlure, d'élancements qui s'accroît par la pression. Cependant l'anesthésie cutanée est complète et s'oppose à la préhension des objets de petite dimension. La période de réaction s'accompagne de fourmillements agaçants que les malades comparent à l'onglée ou à la brûlure des orties. Alors des taches moins livides apparaissent sur les parties cyanosées, elles s'étendent, se rejoignent ; en même temps une coloration vermeille se montre à la limite, peu à peu elle gagne du terrain, chassant devant elle la couleur bronzée qui persiste le plus longtemps dans les points où elle a pris naissance, c'est-à-dire dans les parties les plus éloignées du centre. Finalement, une tache d'un rouge fauve subsiste aux extrémités des doigts. Cette tache fait elle-même place à l'incarnat normal et alors la peau se trouve entièrement revenue à son état primitif. Ces divers phénomènes ont beaucoup d'analogie avec la cyanose proprement dite.

L'état de syncope local précède l'état d'asphyxie; mais ils se succèdent si vite l'un à l'autre qu'on peut dire qu'ils se confondent entre eux ; ils présentent les plus étroites affinités. On peut même les voir alterner dans les mêmes points, qui changent d'aspect selon le moment où on les examine. Bien plus, une même extrémité, un doigt, un orteil, peut présenter une décoloration absolue en certains endroits et une teinte cyanique en d'autres, de sorte qu'il est impossible de séparer complètement les deux descriptions.

Le syndrome de Raynaud est compatible avec la santé. Les personnes atteintes sont des femmes ; le plus souvent elles voient leurs doigts pâlir, se refroidir tout à coup ; dans beaucoup de cas, c'est le même doigt qui est toujours le premier atteint ; les autres meurent successivement et dans le même ordre. L'accès est indolent; la durée en varie de quelques minutes à plusieurs heures. La cause provocatrice est l'impression du froid. Mais ce phénomène qui ne se produit d'habitude que sous l'influence des froids les plus rigoureux, arrive chez certains sujets à l'occasion du moindre abaissement de température, quelquefois même c'est assez d'une simple émotion morale. Il semble que la même cause qui agit sur les capillaires de la face et fait monter, comme on le dit, le rouge au visage puisse, dans d'autres circonstances, faire porter son action spécialement sur les capillaires des extrémités.

Quant aux symptômes généraux, on a un peu d'essoufflement, de la faiblesse musculaire, des signes de chloro-hystérie et quelquefois on a signalé des modifications du côté du pouls (1).

Les caractères essentiels sont l'absence des lésions vasculaires et la symétrie des lésions gangréneuses.

(1) *Thèse* de Louis, 1895.

II

Causes diverses pouvant provoquer ce syndrome.

Affections dans lesquelles le syndrome de Raynaud s'est réalisé

L'asphyxie locale des extrémités, telle que nous l'avons décrite et telle que nous l'avons vue se manifester dans les deux observations que nous présentons, ne constitue pas une maladie proprement dite. Raynaud n'a voulu décrire qu'une série de symptômes accompagnant ou dévoilant un état morbide, et le professeur Grasset le disait lui-même : « La maladie décrite par Raynaud ne mérite pas le nom de maladie, ce n'est qu'un syndrome clinique superposé à d'autres manifestations pathologiques chez un même sujet, constituant avec ces autres symptômes une expression commune d'un même état général » (1).

Dans la littérature médicale, on trouve un nombre important de maladies qui ont réalisé ce syndrome.

(1) *Maladies syst. nerveux*, 1886.

Depuis la thèse inaugurale de Maurice Raynaud, c'est-à-dire depuis 1862, dans toutes les revues, on retrouve des observations de malades ayant présenté des symptômes d'asphyxie locale et cela dans des affections bien différentes.

Nous ne nous arrêterons pas à décrire tous les cas qui ont été signalés ; de nombreux travaux ont été faits sur ce sujet ; nous nous bornerons à mentionner les observations les plus récentes.

Les lésions nerveuses sont au premier rang. Très fréquemment, on a vu coïncider une maladie nerveuse et ces symptômes d'asphyxie locale. Aussi a-t-on cherché dans les troubles des nerfs une explication du syndrome. Raynaud en faisait une sorte de névrose caractérisée, disait il, par l'énorme exagération du pouvoir excito-moteur des portions grises de la mœlle épinière qui tiennent sous leur dépendance l'innervation vaso-motrice (1).

L'hystérie a produit ces troubles d'asphyxie locale. M. Léopold Levy (2) a observé dans le service de son maître, M. le Dr Raymond, certaines formes de maladie de Raynaud d'origine hystérique. Ces accès peuvent, dit-il, survenir sous l'influence d'émotions et de causes morales variées ; ils sont modifiables par la suggestion.

Spillman (3) a présenté à une de ses cliniques une

(1) Thèse inaugurale, 1862.

(2) *Mém. Soc. Biol.*, octobre 1894.

(3) Conférences cliniques hôpital civil, Nancy.

malade hystérique présentant les mêmes phénomènes. La sclérodermie et la maladie de Raynaud ont souvent des rapports intimes. Lewin et Heller signalent le syndrome de Raynaud comme pouvant constituer une phase prodromique de la sclérodermie, et Chauffard (1) rapporte l'observation d'une malade qui a eu de la sclérodermie avec hémiatrophie linguale, et cette maladie avait débuté par le syndrome de la maladie de Raynaud.

La lèpre a été vue accompagnant la maladie de M. Raynaud. Potain en parle au Congrès médical de Paris de 1900; et le Dr Zambaco-Pacha cite des observations d'asphyxie locale des extrémités chez des lépreux (2).

Le 12 septembre 1900, M. le Dr F. Leclerc de Lyon a publié dans la *Semaine médicale* un cas d'asphyxie locale des extrémités dans les états pathologiques bulbo-protubérantiels.

Il nous a paru intéressant, vu la nouveauté et la rareté du cas, de reproduire l'observation de M. Leclerc.

« Il s'agit d'un homme encore jeune (il a 35 ans), fils d'une mère nerveuse atteinte de tremblement intermittent; un frère du malade a succombé adolescent à une encéphalopathie chronique. Lui-même a eu des maux de tête qui ont été qualifiés de céphalées nerveuses. Il n'est pas syphilitique et n'abuse ni de l'alcool ni du tabac. Depuis longtemps il présente les symptômes suivants :

(1) Soc. Med. hop. Paris, 28 juin 1895.

(2) *Lépreux ambulants de Constantinople*, 1897.

presque tous les jours, mais avec des paroxysmes survenant, tantôt sans motif apparent, tantôt sous l'influence de causes morales (voir même de la simple pensée obsédante qu'il va être fatigué), il est saisi par ce qu'il appelle ses spasmes ; c'est un état vertigineux avec sensation de dérobement des jambes et angoisse indicible. Il lui semble qu'il ne pourra pas faire un pas, qu'il va s'effondrer. Il a bien un certain degré d'agoraphobie, car les accidents se produisent le plus souvent et ont leur maximum d'intensité quand le malade est hors de chez lui. Ces crises durent tantôt quelques minutes, tantôt plusieurs heures. Elles s'accompagnent fréquemment d'une série d'éructations dont le nombre atteint plusieurs centaines ; c'est une véritable explosion de renvois d'ailleurs parfaitement insipides et indépendants de tout état dyspeptique, les fonctions digestives étant absolument normales. Ainsi donc : vertige avec sensation d'effondrement, anxiété terrifiante, éructations en salves, tels sont les composants habituels du syndrome nerveux en question.

Episodiquement sont survenues des crises d'asphyxie locale des extrémités, dont une a été remarquable par sa généralisation à la face et par l'apparition simultanée et éphémère de glycosurie.

Je me crois autorisé, dit M. Leclerc, dans le cas particulier à porter le diagnostic du syndrome bulbo-protubérantiel par simple trouble fonctionnel circulatoire probablement.

Le malade n'est point hystérique; il ne présente pas de troubles de la sensibilité cutanée, pas de crises convulsives, pas de rétrécissement du champ visuel, il est parfaitement équilibré au point de vue mental. Que sont, continue M Leclerc, au point de vue pathogénique les éléments du complexus morbide : à savoir, le vertige, l'anxiété, les éructations, pour la symptomatologie courante, puis épisodiquement pour les grandes circonstances, l'asphyxie locale des extrémités accompagnée de glycosurie? L'origine bulbo-protubérantielle du vertige n'est pas douteuse, puisque l'on peut écarter toute cause gastrique ou toxique et toute excitation périphérique du nerf vestibulaire. Force est donc d'admettre une excitation centrale exclusivement bulbo-protubérantielle, car, en dehors du vertige, il n'y a dans le syndrome en question aucun symptôme cérebelleux.

En résumé, l'asphyxie locale des extrémités des jeunes sujets, affection, dit-il, éminemment nerveuse, peut dans certaines circonstances être associée à d'autres symptômes qui ont tous un air de famille. C'est ainsi qu'elle accompagne des désordres nerveux qui ont nettement leur origine dans les centres vaso-moteurs du bulbe et dans d'autres centres voisins échelonnés sur le plancher ventriculaire. Comme telle, elle entre dans la composition de quelques syndromes bulbo-protubérantiels au même titre que la glycosurie qui, en pareil cas, peut coexister avec elle. »

Toutes les lésions artérielles aiguës ou chroniques qui

en modifiant les parois des vaisseaux, influent profondément sur le débit sanguin, peuvent donner naissance au syndrome de Raynaud.

Nous en trouvons de nombreux cas. Bouveret a publié dans le *Lyon Médical* des observations de ce genre chez des femmes athéromateuses et rhumatisantes, il dit que l'athérome artériel joue le rôle de cause. Chez ces femmes, la stase veineuse et la teinte cyanique de la peau qui en est la conséquence sont dues certainement à un effacement plus ou moins complet du calibre des artérioles.

En 1892, Heydenreich (1) incrimine aussi les lésions artérielles. L'asphyxie locale, dit-il, qui survient spontanément en apparence et qui frappe surtout les membres inférieurs de préférence chez les vieillards, reconnaît comme cause habituelle la dégénérescence athéromateuse des artères. Cependant elle est parfois sous la dépendance d'une autre affection artérielle que les progrès de l'anatomie pathologique ont mise en lumière et que l'on peut appeler endartérite oblitérante.

En 1898, dans la *Loire Médicale*, Chavanis publie un cas avec endartérite. La malade en question a eu aussi de la néphrite. C'est sous l'effet de cette infection généralisée que serait dus, d'après l'auteur, les phénomènes de cyanose locale.

Legrain cite l'observation d'un jeune kabyle, dans les

(1) *Sem. Med.*, Paris, 1892

antécédents duquel il est impossible de rien découvrir de spécial, ni syphilis héréditaire, ni paludisme apparent. Le malade meurt au bout de quelques jours ; et à l'autopsie, il a constaté de l'artérite oblitérante.

On a constaté ces dernières années la maladie de Raynaud chez des tuberculeux. M. Selezneff est le premier qui en parle. Il s'agit d'une asphyxie locale développée chez un tuberculeux. Pendant l'évolution de la gangrène symétrique, la marche de la tuberculose pulmonaire a subi un temps d'arrêt, peut-être définitif, et le processus morbide a évolué vers l'induration.

Malgré la terminaison favorable de la gangrène et de la tuberculose, les phénomènes que présentait le malade du côté du cœur n'ont pas changé, le pouls est resté très faible, intermittent, à cent pulsations par minute ; le choc de la pointe est resté imperceptible ; la cyanose des mains et des muqueuses n'a pas disparu non plus. Aussi l'auteur croit-il pouvoir affirmer que c'est dans une lésion de nature inconnue du côté du cœur qu'il faut chercher la cause de l'asphyxie locale, du moins chez son malade (Wratsch, 1896).

En 1899, MM. Renon, Faure et Labbé ont publié un cas intéressant (1). Il s'agissait d'un blanchisseur âgé de 33 ans, manifestement tuberculeux et alcoolique. Les deux pouces de ses mains étaient indemnes ; les quatre doigts étaient pris et divisés en trois zones différentes

(1) *Mém. Soc. Biol.*, 1899.

pour l'aspect : une première zone périphérique rouge vineuse et violacée ; une seconde transitoire, blanche, cadavérique avec traînées violacées ; à la limite de la seconde et de la troisième zone existe un anneau rouge assez net sur le pourtour du doigt. Les deux premières zones correspondant aux deux premières phalanges sont complètement anesthésiées, les premières plus que les secondes. Une troisième zone enfin correspond à la troisième phalange, les doigts y ont leur aspect normal. Chez cet individu, à la période d'asphyxie locale symétrique des extrémités a succédé le stade de gangrène. Les parties les plus périphériques et les plus excentriques sont les plus atteintes.

Aux mains, l'affection est marquée surtout aux trois doigts du milieu, et aux pieds, les quatre derniers orteils sont indemnes.

« La pathogénie (1) de ce cas paraît bien obscure ; ni la théorie vasculaire, ni la théorie nerveuse ne semblent l'expliquer, il n'y a point d'oblitération des gros troncs vasculaires et il n'existe aucun signe de névrite. Il semble que la maladie dépendrait de certaines causes parmi lesquelles : la tuberculose et l'alcoolisme. »

J.-W. Byers (2) a signalé la coexistence de l'aménorrhée, de la maladie de Raynaud et de la tuberculose pulmonaire ; il cite quatre observations relatives à quatre jeunes femmes.

(1) *Mém. Soc. Biol.*, 1899.

(2) *The Lancet*, 1899.

Au congrès médical de 1900, M. Louis Renon a fait un rapport sur le rôle étiologique de la tuberculose dans les cas d'asphyxie et de gangrène symétriques des extrémités.

« L'étiologie et la pathogénie du syndrome de Raynaud, dit-il, ont bénéficié des notions courantes toxi-infectieuses, et je tiens à insister sur les rapports qui me paraissent unir dans des cas indéniables la tuberculose et la gangréne symétrique des extrémités, en faisant exception pour certaines tuberculoses, comme la tuberculose vertébrale, qui peuvent avoir une influence nerveuse vraiment trop manifeste.

La coïncidence des deux affections, continue M. Renon, indiquée par quelques auteurs, notamment par Urquhart, Marcel Sée, s'est montrée particulièrement intéressante chez un de mes malades qui perdit en dix jours presque toutes ses phalanges des mains et une partie de ses oreilles, enlevées par la gangrène symétrique. Atteint d'une adénite tuberculeuse et d'une tuberculose pulmonaire, cet homme a présenté par la suite, à chaque poussée congestive nouvelle, une crise de cyanose et de douleurs dans les moignons mutilés des doigts. Je ne pourrais dire comment agit la tuberculose, il m'est impossible de déterminer s'il faut incriminer une action directe sur les vaisseaux ou une imprégnation du système nerveux central ou périphérique, tel que Schmitt l'a rencontrée dans l'acroparesthésie.

M. Renon termine son rapport en disant qu'il a voulu

seulement mettre en pleine évidence un fait étiologique.

Les troubles de la nutrition provoquent quelquefois les symptômes d'asphyxie des extrémités.

Le docteur E. de Rham, de Lausanne, a fait à la Société Vaudoise de médecine un rapport sur ce sujet. (1)

La malade en question présentait le tableau clinique typique d'une chloro-anémie intense ; elle est très maigre, faible au point de ne pouvoir marcher seule, elle a un dégoût presque invincible pour toute espèce de nourriture et est atteinte d'une diarrhée très forte qui ne tarde pas à mettre ses jours en danger. La langue est très pâle, sèche, les lèvres cyanosées. Le cœur n'est pas dilaté et ne présente à l'auscultation qu'un léger souffle, évidemment anémique, à l'orifice pulmonaire. Le système artériel est très vide. Le pouls très rapide (120 par minute), dépressible. Au cou, bruit de diable intense, pas d'œdème. La respiration est accélérée, 25 par minute, superficielle, égale. L'examen des poumons est négatif ; rien d'anormal au foie ni à la rate ; les urines, très peu abondantes, sont riches en urates, il n'y a ni sucre, ni albumine.

Il paraît donc s'agir simplement d'un cas d'anémie, grave il est vrai, mais n'offrant pas de particularités bien saillantes.

Le lendemain, l'enfant se plaint de douleurs assez vives dans les mains et les pieds. Les douleurs sont par-

(1) *Rev. Méd. Suisse romande*, 1897.

fois instantanées, lancinantes, parfois au contraire, elles semblent s'établir dans un ou plusieurs doigts et donnent une sensation de piqûre ou de brûlure. Les doigts les plus fortement atteints sont l'index droit et l'index, le médius et l'annulaire gauches. Leur aspect est très frappant, ils sont très blancs, l'ongle décoloré contraste avec la légère cyanose observée aux lèvres. Au toucher, le doigt est froid, légèrement humide, ce qui est causé par une transpiration perlée froide. La sensibilité tactile a disparu. Quand on presse fortement le doigt, l'enfant éprouve une sensation désagréable, mais non vraiment douloureuse ; une piqûre assez forte à la pulpe est à peine ressentie et n'amène pas de sang. La mobilité est bonne, sauf les légers troubles causés par l'œdème. Nous avons ainsi le tableau complet du doigt mort ou l'état appelé par Raynaud syncope locale. Aux pieds, on a constaté les mêmes symptômes. »

Le syndrome de Raynaud n'a été que rarement décrit chez les enfants, et moins fréquents encore sont les cas où cette affection paraissait se trouver en rapport avec la syphilis. Les deux observations de Durante réunissent précisément ces particularités intéressantes.

L'un de ces faits concerne un enfant de 24 jours dont le père était syphilitique, qui est mort en présentant des symptômes cyanotiques des extrémités.

L'autre concernait un nouveau-né âgé de 17 jours, dont la mère avait eu plusieurs avortements ; entr'autres, elle était accouchée, au huitième mois, d'un fœtus mort, porteur de lésions cutanées graves. La syphilis maternelle était donc évidente. Cet enfant succomba au bout de quelques jours avec les mêmes phénomènes cyanotiques que le précédent.

L'autopsie n'ayant rien révélé ni du côté du cœur ni du côté des vaisseaux, l'auteur se croit autorisé à admettre que la syphilis des parents a eu pour effet d'affaiblir la vitalité des enfants ; d'où la manifestion de ces phénomènes.

Le paludisme a donné lieu fréquemment à des symptômes d'asphyxie des extrémités.

Dans la littérature médicale, on en trouve beaucoup d'observations.

Le docteur Narath (1) a présenté un paludique de 44 ans, atteint de gangrène symétrique des extrémités. Les ongles étaient déformés d'une façon symétrique ; tous les réflexes étaient accrus.

Le docteur Schlesinger a eu l'occasion d'observer quatre femmes et un homme offrant les mêmes symptômes.

Un fait intéressant et curieux est l'observation que rapporte M. Combemale (2) relativement à l'action de la caféine.

C'est une malade atteinte de bronchite grippale. Le cœur est en mauvais état ; il y a des intermittences très prononcées. On administre alors de la caféine à la dose

(1) *Méd. mod.*, 1895.
(2) *Echo médical du Nord.*

quotidienne d'un gramme par jour. Le cœur se remet en peu de temps, le pouls, de faible et intermittent qu'il était, redevient bien frappé et régulier.

Par oubli, pendant onze jours, l'administration de caféine fut maintenue à cette dose d'un gramme. Au bout de ce temps la malade présentait aux mains, deux fois par jour et à peu près aux mêmes heures, le matin, vers six heures et le soir, vers cinq heures, un état tout particulier de vascularisation.

La teinte cyanique de ses mains se manifesta pendant plusieurs jours. Soupçonnant la caféine d'avoir fait éclore cette crampe vaso-constrictive, on fit diminuer la dose et 30 centigrammes par jour seulement furent donnés : quatre et cinq jours après, les phénomènes asphyxiques gardèrent leur intensité première, se reproduisant deux fois par jour, occupant les deux mains, puis les territoires asphyxiés furent moins grands, les douleurs moindres.

Le jour où toute caféine fut suspendue, le cœur resta en bon état et les accès ne se reproduisirent plus.

L'ergotisme a été souvent incriminé comme cause importante ; et comme dans la plupart des cas d'ergotisme, il y a gangrène des extrémités, un auteur danois le docteur Edwards Ehlers de Copenhague (1), s'est cru autorisé à affirmer que la maladie de Raynaud était une conséquence toujours de l'ergotisme. Les nombreux faits

(1) Ergotisme Ignis Sacer-collect. Leauté.

que nous avons rapportés et ceux même qui sont connus depuis que la thèse de Raynaud a paru, pourraient expliquer le contraire. On trouve beaucoup de cas d'asphyxie des extrémités en dehors de l'ergotisme.

Mais ce qui nous intéresse surtout, ce sont les cas d'asphyxie locale à la suite de troubles cardiaques.

Le docteur Saint-Philippe de Bordeaux est le premier qui les mentionne. Il a présenté à la Société de Médecine et de Chirurgie, le 19 mai 1882, un vieillard de 74 ans qui avait un souffle d'insuffisance aortique à la base du cœur avec asphyxie symétrique des extrémités.

Pour la première fois, cette idée qu'une lésion des vaisseaux et du cœur pouvait causer les symptômes de l'asphyxie locale se faisait jour. Peu de temps après, M. Verdalle présentait à la Société de Médecine et de Chirurgie de Bordeaux, le 7 juillet 1882, une nouvelle observation. Il s'agissait d'une malade présentant un rétrécissement aortique qui d'après l'auteur, entraînait les désordres de la circulation, se traduisant par l'asphyxie locale.

Bouveret cite un cas chez une albuminurique; cette femme avait de l'albumine depuis plusieurs années; et en 1890, elle a une crise avec bruit de galop du côté du cœur, et pendant ce temps se manifestent des symptômes d'asphyxie locale. Plus tard, en 1891, elle a de nouvelles crises accompagnées toujours des mêmes symptômes; l'asphyxie locale s'étend aux mains et même aux parties les plus saillantes de la face : le nez, les oreilles.

Enfin en 1892, elle succombe à des accidents d'asystolie avec toujours le syndrome de Raynaud. Du reste dès 1880, M. Debone avait signalé la concomitance de ce syndrome et des néphrites.

En 1899, M. Gastou a présenté à la Société de dermatologie et de syphiligraphie un cas de myocardite chronique et de gangrène symétrique des extrémités chez une syphilitique. Elle avait été traitée, dit-il, par M. Huchard pour une aortite. Elle est entrée dans le service de M. Fournier, en état d'asystolie, présentant des signes de myocardite et une asphyxie des extrémités avec petites plaques de gangrène.

Enfin, jusqu'à cette année, on n'a pas encore signalé la coïncidence de la maladie de Raynaud et d'une péricardite.

Aussi nous a-t-il paru intéressant, pour mettre cette question en lumière, de présenter nos deux observations.

III

Observations personnelles.

SYNDROME DE RAYNAUD ET PÉRICARDITES

Observations personnelles

Voici les deux observations que nous avons prises dans le service de M. Widal, à la Maison municipale de Santé.

Observation N° 1. — Il s'agit d'un M. D..., âgé de 50 ans, qui est entré le 31 mars 1900 à la Maison municipale de Santé pour une maladie d'estomac.

Jusqu'au 20 mars 1900, les fonctions digestives s'étaient faites normalement. Il y a une dizaine de jours, le malade a commencé à perdre l'appétit ; ses digestions sont devenues pénibles, il a de la constipation, sans avoir jamais eu de vomissements. Depuis, cet état a persisté et actuellement le malade présente de l'anorexie, avec langue saburrale sans signes douloureux ni vomissements. L'estomac paraît dilaté et dépasse un travers de doigt au-dessus de l'ombilic.

Il n'y a pas de points épigastriques douloureux.

Le foie n'est pas volumineux ; il n'existe aucune trace d'éthylisme. Le malade semble être très nerveux.

Le 7 avril 1900. — Ce jour-là, le malade s'aperçoit que ses mains sont œdématiées, en même temps elles sont le siège d'un prurit violent, on voit une teinte violacée.

Le 8 avril. — On constate un œdème symétrique des deux mains, s'arrêtant à quatre travers de doigt au dessus du poignet, très marqué surtout au niveau de la partie dorsale de la main. Cette partie est rouge, au lieu qu'au niveau des articulations métacarpo-phalangiennes où il y a des ecchymoses sous-cutanées, elle est violacée ; au contraire, les doigts sont blancs et exsangues et la température locale est notablement abaissée. En même temps, le malade se plaint de fourmillements et d'élancements dans toutes les parties œdématiées. Rien dans les urines. Les bruits du cœur sont durs. Le malade raconte que depuis très longtemps il avait les extrémités froides.

Le 9 avril. — On sent très mal les pulsations de l'artère radiale, on sent les battements de l'humérale au pli du coude. Les dernières phalanges ont une coloration violette qu'elles ne présentaient point la veille ; sauf les deux dernières de l'index et du médian de la main droite qui sont plutôt exsangues.

De nombreuses ecchymoses au niveau des articulations métacarpo-phalangiennes partie dorsale.

Des deux côtés les extrémités sont absolument froides au niveau de la face dorsale du métacarpe, on constate une coloration rouge, allant insensiblement se perdre au-dessus du poignet avec la coloration normale des téguments.

Il y a de l'anesthésie au niveau des phalanges et hyperesthésie au niveau des articulations métacarpo-phalangiennes. La sensibilité est normale à droite, au niveau de la face dorsale des troisièmes phalanges ; au niveau du métacarpe et du poignet, la sensibilité est à peu près normale. Le malade n'a plus de fourmillements ni de douleurs dans les mains, sauf au niveau du pouce et de la main gauche.

Le 10 avril. — Le malade est entièrement abattu et plongé dans une sorte de torpeur, pourtant il répond bien aux questions qui lui sont posées.

Aux mains. — Les extrémités sont froides sur une plus grande hauteur que la veille et ne se réchauffent pas quoiqu'elles soient sous le drap.

Coloration. — La coloration violacée de la face dorsale des phalanges a beaucoup pâli, surtout du côté gauche ; par contre, sur la face dorsale du métacarpe et du poignet existe une coloration marbrée s'étendant jusqu'à deux travers de doigt aux dépens du carpe.

Sensibilité. — La topographie des troubles sensitifs est à peu près la même que la veille ; pourtant ses zones d'hyperesthésie sont moins nettes et la zone de sensibilité normale répondant aux troisièmes phalanges droites a disparu pour faire place à de l'anesthésie.

Aux pieds. — A 5 heures du matin, le malade a senti de l'engourdissement dans les pieds ; une sensation analogue à celle que provoquerait la stricture avec un lien au-dessus de la cheville. Il n'y a pas eu d'élancements.

Coloration. — Au niveau du pied gauche ; coloration violacée moins foncée que celle des mains remontant jusqu'au-dessus des malléoles. A droite, il y a seulement un peu de cyanose des orteils ; le pied dans son ensemble est plutôt exsangue.

Il n'y a pas d'œdème marqué de ces parties.

La température locale est très notablement abaissée ainsi jusqu'au tiers inférieur de la jambe.

Sensibilité. — Anesthésie complète des phalanges des deux côtés; sur la face dorsale et sur la face plantaire ; la sensibilité est normale dans le reste du pied ; mais à droite, au niveau des articulations métacarpo-phalangiennes, à la face plantaire, existe une zone marquée d'hyperesthésie n'ayant plus son équivalent sur la face dorsale. Le pouls ne se sent pas dans la gouttière rétro-malléollaire, il est affaibli dans les poplités surtout à droite. A l'auscultation du cœur, on ne perçoit aucun symptôme ; on entend seulement dans la région précordiale de gros frottements pleuraux. L'oligurie est très marquée. A 1 heure de l'après-midi, le malade meurt subitement au moment où il venait d'absorber quelques gouttes de potion à la trinitrine.

Autopsie le 11 avril.

A l'ouverture du thorax, on trouve de nombreuses adhérences

unissant les bases des deux poumons à la base costale ; il y a relativement très peu d'adhérence aux sommets, il y a même adhérence des plèvres médiastines au péricarde.

On enlève en un seul bloc les poumons, le cœur avec le sac péricardique intact et toute l'aorte thoracique. Le sac péricardique est très épaissi, en l'ouvrant on trouve des adhérences très fortes entre les deux feuillets ; à la face antérieure, par l'ouverture, sort une grande quantité de pus, un litre environ, ce pus est crémeux et verdâtre et on prélève plusieurs échantillons.

Macroscopiquement, il n'existe aucune lésion du muscle cardiaque, pas de traces de myocardite, pas de lésions vasculaires ; pas de lésions d'athérome des artères ; il y a seulement une diatation du grand sinus de la crosse de l'aorte.

Le foie est normal, rappelant un peu à la coupe l'aspect du foie cardiaque, son poids est de 1710 gr.

La rate est consistante, son poids est de 210 gr.

Les reins pèsent respectivement 200 et 180 gr., ils ne présentent pas traces d'artério-sclérose.

On enlève toute l'aorte avec les iliaques externes et internes et une portion de la radiale gauche. Nulle part on ne trouve de caillot ni d'athérome.

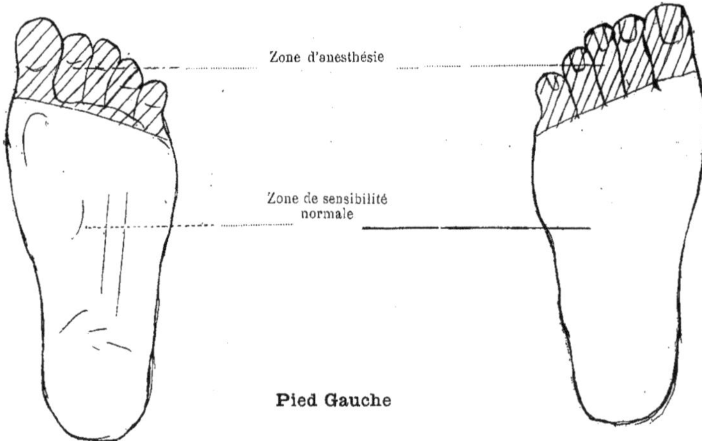

Pied Gauche

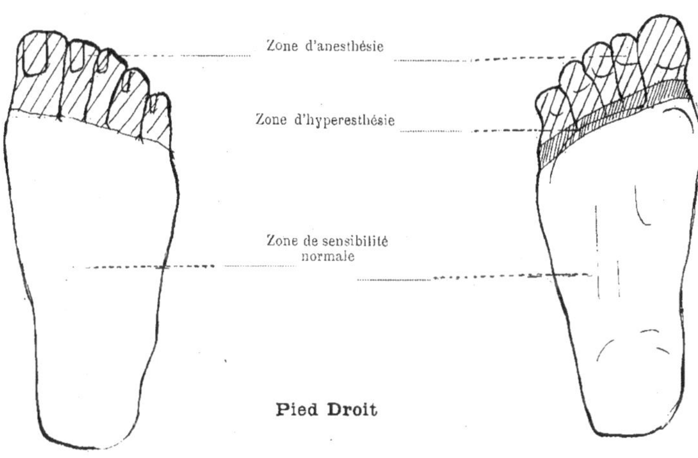

Pied Droit

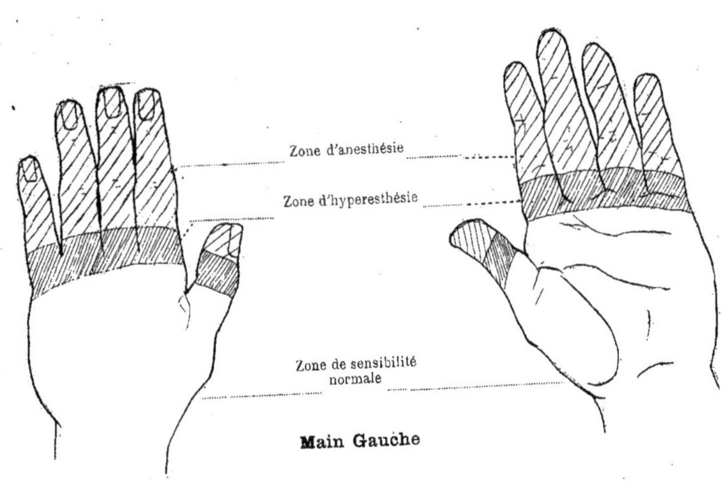

Main Gauche

Zone d'anesthésie
Zone de sensibilité normale
Zone d'hyperesthésie
Zone de sensibilité
normale

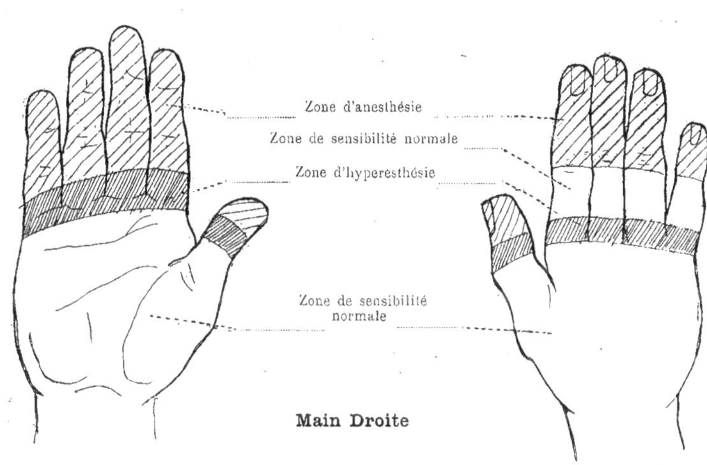

Main Droite

Observation N° 2. — Il s'agit d'une dame L., âgée d'une cinquantaine d'années, entrée à la Maison municipale de Santé pour troubles gastriques.

Antécédents héréditaires. — Parents, frères, sœurs tous bien portant.

Antécédents personnels. — Cette malade a eu la rougeole et la scarlatine entre trois et six ans. — Elle a été réglée à douze ans, elle s'est trouvée toujours bien depuis cette époque. Il y a un an, elle a commencé à souffrir de l'estomac ; deux heures environ après les repas, elle est prise de vives coliques qui durent une heure.

Sitôt que les coliques apparaissent, elle mange et les douleurs disparaissent. — Depuis six semaines, les douleurs ne disparaissent plus par l'ingestion d'aliments ; elle continue à manger beaucoup à ses repas, elle est toujours très constipée. Il y a un mois, elle commence à ne plus se nourrir, elle a des vomissements assez fréquents et le médecin la met au lait. Les douleurs ont une plus longue durée ; les vomissements ont une teinte noire due à l'ingestion de charbon. — Il n'y a pas de mœlenas.

Un moment son ventre commence à grossir, il a toujours été un peu gros depuis ses couches, il y a neuf ans. Depuis trois semaines, elle souffre dans le dos et les reins, et ne peut plus dormir. On lui applique des pointes de feu au creux épigastrique. Le ventre continue à grossir.

Actuellement. — Le teint de cette malade est jaunâtre, la face particulièrement; la malade a maigri de trente-trois livres. Le ventre est gros, sonore à la percussion dans son tiers supérieur; mat au-dessous et dans les flancs, qui deviennent sonores lorsque l'on met la malade dans le décubitus latéral.

Ascite très mobile. — Le creux épigastrique est peu sensible à la pression. Les jambes sont œdematiées, le foie est petit; la rate un peu grosse.

A l'examen du thorax, on trouve des deux côtés des épanchements pleuraux ; un souffle des deux côtés accompagné de pectoriloquie aphone; il y a de la broncho-phonie et de l'égophonie.

Le 26 avril. — La malade est ponctionnée; on retire trois litres tant dans les plèvres que du ventre; le liquide reste jaune d'emblée ressemblant à du bouillon dans lequel on aurait battu un jaune d'œuf.

Au poumon, la matité a diminué; à gauche, il y a encore quelques râles en haut. La respiration est un peu soufflante, plus de pectoriloquie; légère egophonie. La malade a beaucoup souffert de la ponction, qui a été calmée par une piqûre.

27 avril 1900. — L'état général est le même, quoique la malade se trouve mieux; le ventre n'est pas douloureux. — Du côté des poumons, les signes objectifs diminuent, quoiqu'il y ait encore des râles; la sonorité à droite est revenue, et c'était de ce côté que l'on avait retiré 600 gr. de liquide. Il n'y a pas d'albumine dans les urines.

28 avril 1900. — La malade est plus abattue; on lui administre quatre ventouses scarifiées.

29 avril. — Il est impossible d'ausculter la malade, elle est toujours de plus en plus abattue et elle répond à peine aux questions qui lui sont adressées. La respiration est lente. Les extrémités sont froides et plus ou moins cyanosées; le pouls n'est plus perceptible. Le cœur est très affaibli, bat *10 pulsa tions* à la seconde.

30 avril. — La nuit est mauvaise. La malade a crié toute la nuit. Elle se plaint de l'estomac. Les extrémités des pieds deviennent blanches puis violacées; les mains ont la même apparence. Le nez est pincé, froid, violacé, couleur lie de vin; à la pointe surtout se manifestent ces symptômes. On administre des ventouses scarifiées. On lui donne de l'éther. Le pouls est très affaibli. Cette dame meurt dans la nuit, à deux heures.

Autopsie faite le 2 mai.

A l'ouverture du corps, on trouve dans la cavité abdominale un liquide pareil à celui retiré par ponction pendant la vie et baignant la masse epiploique cancéreuse.

Au thorax. — Dans les plèvres on trouve un liquide plus ou moins hémorragique, assez clair. Dans le péricade, on trouve un liquide franchement hémorragique.

En enlevant tous les viscères, on trouve en avant, collés sur la colonne vertébrale, des ganglions dont s'écoule à la coupe un liquide blanchâtre. Les extrémités et le nez sont violacés.

Au niveau du mésentère on trouve un semis de granulations cancéreuses avec lymphangite cancéreuse dans tout le mésentère. Les lymphatiques qui entourent les vaisseaux sanguins sont dilatés. L'épiploon est retracté, soudé à l'estomac par une grosse masse cancéreuse. L'estomac est dilaté et rétréci, au niveau de son orifice pylorique par un gros noyau cancéreux. On ouvre l'estomac, on trouve un volumineux cancer annulaire de 7 à 8 centimètres avançant sur la muqueuse gastrique, puis, dans la région pylorique, une masse lardacée d'une épaisseur de 2 ou 3 centimètres environ ; le bord concave de l'estomac se sculpte dans une masse cancéreuse reposant sur le pancréas. Tout le péritoine est tapissé de placards de volume variable et de nature carcinomateuse. On doit sculpter le pancréas au milieu de la masse cancéreuse. De tous les cotés et dans toutes les directions existent des traînées cancéreuses.

L'ovaire droit pèse 270 grammes. Les deux ovaires sont volumineux, cancéreux, de couleur violacée ; à la coupe ils ressemblent à des reins kystiques dégénérés.

L'utérus est intact et de volume normal.

Toute la surface inférieure du diaphragme est semée de plaques cancéreuses.

La rate est petite et ratatinée, elle pèse 93 grammes.

La capsule surrénale a quelques cavités kystiques.

Les reins intacts se décortiquent facilement.

Le cœur normal.

Péricarde distendu par liquide hémorragique.

Plèvres : liquide abondant à gauche.

Tous les ganglions de l'abdomen pressés donnent du liquide chyleux en grande abondance.

Dans les deux observations que nous citons, les malades ont présenté très nettement le syndrome de Raynaud. M. D..., (obs. I) a eu la pâleur des doigts de la main et des pieds, puis ensuite la cyanose et l'aspect violacé ; les troubles de la sensibilité ont existé avec persistance cependant des fonctions motrices. Mme L..., (obs. II) a présenté les mêmes symptômes, mais plus atténués et moins prolongés que M. D..., chez elle l'asphysie locale ne s'est déclarée que dans les derniers jours.

Le diagnostic n'est pas douteux, nous sommes bien en présence de deux cas de syndrome de Raynaud.

Dans la névralgie, les phénomènes douloureux sont plus intenses.

Avec l'érythro-mélalgie, il existe des rapports plus importants. Les deux maladies sont souvent des névroses vaso-motrices ; mais leurs caractères sont opposés : alors que, dans la gangrène symétrique, les extrémités sont cyanosées, noirâtres, refroidies, que les malades se trouvent bien de la chaleur, dans l'érythro-mélalgie au contraire, les membres sont rouges, turgescents, congestionnés ; la température locale est plus élevée et la rougeur augmente par la chaleur.

Mais, comme le dit Spillmann, entre ces deux syndromes il existe des liens étroits, les deux phénomènes de dilatation vasculaire et de rétrécissement pouvant se produire alternativement ou se succéder.

Dans la gangrène sénile, le début est très douloureux, précédant la gangrène pendant des mois ; aussi faut-il toujours se défier chez les athéromateux de ces douleurs localisées sans œdème. Mais l'affection est unilatérale, la gangrène présente une marche serpigineuse.

En présence donc de ces symptômes de syncope des extrémités, puis de la cyanose et des troubles de la sensibilité qui les ont suivis, nous sommes certain d'avoir à faire à deux cas bien typiques de syndrome de Raynaud.

Pendant la vie de ces deux malades, on aurait pu être embarrassé pour trouver une cause produisant ces symptômes de cyanose.

L'autopsie nous a révélé une chose importante qui peut amplement servir à les expliquer : La présence chez les deux malades d'un épanchement du péricarde.

Dans l'observation I, nous trouvons un péricarde contenant près d'un litre de pus ; dans l'observation II, il y a peu de liquide dans le péricarde, mais il est franchement hémorragique.

Au Congrès de médecine de 1900, M. le docteur Widal a cité ces deux cas.

« Le syndrome de Raynaud, dit-il, peut être réalisé par des affections bien différentes. Je l'ai vu apparaître chez deux malades de mon service à la période terminale de leur maladie ; l'autopsie m'a montré qu'ils étaient atteints tous les deux de péricardite à grand épanchement ; l'une purulente, l'autre hémorragique, et c'est à l'insuffisance fonctionnelle du myocarde gêné par l'épanchement péricardique que j'attribue les phénomènes cyanotiques que j'ai constatés chez ces malades du côté des extrémités. »

En effet, les troubles cardiaques ont leur retentissement sur l'organisme tout entier et surtout sur les extrémités.

Le péricarde a une action très nette sur le myocarde.

Pour s'en convaincre, il suffit d'examiner l'état du pouls dans la péricardite. Au début, il atteint 100, 120, 140 pulsations avec une température peu élevée. Ensuite il a des irrégularités, tout dépend, comme l'a dit Corvisart, de l'état variable de la fibre cardiaque qui peut être plus ou moins altérée.

Sous l'effet d'une péricardite qui a une action si directe sur le myocarde, la tension artérielle se trouve d'abord accélérée, puis bientôt ralentie, et ces phénomènes ont aussi leur répercussion sur les petits vaisseaux des extrémités.

Les épanchements du péricarde compriment les oreillettes, et celles-ci gênées, dans leurs fonctions, produisent les symptômes que nous avons signalés.

Pour en avoir une idée nette et pour montrer comment ces effets se produisent, nous nous reporterons au chapitre suivant où nous exposons tout au long les récentes expériences de M. F. Franck, sur la compression du cœur dans les épanchements du péricarde et sur les accidents qui s'en suivent.

IV

Recherches expérimentales et physiologiques pour expliquer le syndrome de Raynaud.

De nombreuses expériences ont été faites pour rechercher la nature du syndrome de Raynaud réalisé dans un si grand nombre d'affections différentes.

I. — Recherches pour expliquer ce syndrome en dehors des péricardites.

1° *Recherches histologiques.* — Dejerine et Leloir, en 1881, ont fait un examen histologique des plus complets des nerfs cutanés chez des malades atteints de gangrène symétrique des extrémités.

Sur chaque préparation, disent-ils, on constate un certain nombre de tubes en voie d'altération et présentant les lésions ordinaires de la névrite parenchymateuse à différents degrés de son évolution, à savoir :

aspect moniliforme des tubes nerveux, transformation de la myéline en boules et en gouttelettes, disparition du cylindre-axe, multiplication des noyaux de la gaine de Schwann et végétation du protoplasma

Ces auteurs ont cherché à expliquer comment la gangrène de la peau peut être consécutive à une lésion nerveuse et la cause de l'altération nerveuse qui préside à cette gangrène ; ils avouent que malgré les preuves physiologiques qu'ils ont avancées, le mécanisme suivant lequel se fait ces névrites constatées, est purement hypothétique.

En 1885, Pitres et Vaillard ont repris les expériences de Dejerine et Leloir ; ils ont constaté dans deux observations d'asphyxie des extrémités que les nerfs présentaient des altérations graves qui équivalaient à leur destruction totale. Ils ont pensé que cette névrite était cause des symptômes d'asphyxie.

Ils ont constaté aussi à l'autopsie d'un malade ayant présenté ces symptômes, l'oblitération des troncs tibio-péronniers. L'examen histologique des nerfs n'a montré aucune lésion.

Ils en concluent que c'est simplement l'obstruction des vaisseaux qui a été cause de ces désordres.

2° *Recherches sur le cobaye.* — Parmi les recherches expérimentales qui ont été faites sur ce sujet, il en existe une très importante et très instructive, c'est celle de M. C. Phisalix sur le cobaye.

Le syndrome clinique découvert chez l'homme par Maurice Raynaud n'a jamais été constaté ou reproduit expérimentalement chez les animaux, dit Phisalix. C'est pourquoi il m'a paru intéressant de relater l'histoire du cobaye, chez lequel on observe aux quatre membres des escharres symétriques avec gonflement œdémateux et teinte violacée consécutifs à la stase veineuse.

Cet animal a reçu sous la peau, du 30 novembre 1898 au 9 novembre 1899, huit inoculations du microbe de la septicémie des cobayes que j'ai décrit antérieurement en 1899. Il a suffi de deux injections à dose croissante d'une culture atténuée, pour le vacciner, en deux mois, contre une dose rapidement mortelle. Toutefois, des accidents locaux se sont manifestés par un petit abcès guéri en quinze jours. A chaque nouvelle épreuve, avec une culture très virulente, les accidents généraux appréciés par la marche de la température, étaient de moins en moins prononcés, mais on a toujours constaté les mêmes accidents locaux. Le degré de vaccination, mesuré par le pouvoir agglutinant, s'est accru progressivement. Le 28 avril, plus d'un mois et demi après la 4me inoculation, ce pouvoir était de 1 p. 50, tandis que le 28 juillet, huit jours après la 7me inoculation, ce pouvoir agglutinant, très accentué à 1 p. 240, était encore manifeste à 1, 400. Le 9 novembre, un mois après la 8me et dernière inoculation, ce cobaye est en très bon état ; il pèse 770 ; le poids, au début, était de 590. On l'éprouve de nouveau, mais cette fois, par l'introduction, dans le péritoine, d'une culture virulente en sac de collodion (1). Tandis que tous les animaux neufs succombent dans ces conditions, notre cobaye vacciné résiste ; mais il maigrit, le 25 novembre, il ne pèse plus que 625 grammes. L'état se maintient stationnaire jusqu'au 15 décembre. Poids : 620 grammes.

Vers cette époque, on voit survenir des accidents caractérisés par du frissonnement intermittent qui s'observe surtout le matin. L'animal mange bien, mais il a le poil hérissé et il maigrit. Au commencement de janvier, le frisson devient plus fréquent. Le 20 janvier au matin, je le trouve grelottant, refroidi et marchant difficilement, le train de derrière paralysé.

Les pattes sont froides, tuméfiées, violacées ; la pression est douloureuse à la face palmaire des pattes antérieures, on voit une petite escharre noirâtre située symétriquement à droite et à gauche ; aux pattes postérieures on trouve de petites escharres en voie d'ulcération à l'extrémité unguéale de tous les doigts et une escharre noirâtre plus accentuée sur la face plantaire du métatarse. En outre, l'orifice préputial est rétréci par suite d'un gonflement œdémateux et de petites escharres de la peau, en voie d'ulcération. La peau de l'extrémité du museau est un peu épaisse et violacée, mais sans mortification.

(1) Le sac de collodion coiffe une ampoule de verre perforée de trous et terminée par un tube étroit que l'on ferme à la lampe. Ce procédé m'a paru le meilleur à plusieurs points de vue.

Les troubles précédents étant, sans aucun doute, consécutifs à une intoxication par les produits solubles sécrétés par la culture en sac de collodion, on pouvait espérer en enrayer la marche par la suppression de la cause. L'animal étant anesthésié par le chloroforme, on ouvre la cavité abdominale et on retire l'ampoule collodionnée qui était enkystée dans l'épiploon et le mésentère.

L'ouverture du kyste a donné issue à une masse caséeuse épaisse qu'on a pu faire sortir par pression.

On lave à plusieurs reprises, avec un tampon d'ouate imbibé d'eau boratée, et on termine l'opération en suturant la paroi abdominale.

Le cobaye dort encore profondément, la respiration est calme et lente. Mais il reste dans cet état pendant une heure, puis il cherche à se relever sans réussir ; les pattes se meuvent d'une manière désordonnée et il y a un peu d'opisthotonos. La respiration est pénible et lente, le refroidissement s'accentue; la mort arrive cinq heures après la fin de l'opération.

Autopsie. — Les viscères abdominaux ne paraissent pas malades ; le kyste mésentérique forme une tumeur grosse comme une noix flottant librement avec l'intestin. Les poumons sont très congestionnés.

Les cultures du sang et de l'abcès péritonéal sont fertiles et la mort est évidemment due à une infection tardive qui mérite une étude spéciale.

Les méninges, surtout à la base du cerveau, sont fortement injectées. Une coupe transversale au niveau des corps opto-striés montre la substance cérébrale teintée en rose vif.

Il est donc probable que c'est dans une lésion du système nerveux central qu'il faut chercher la cause des troubles trophiques qui ont amené chez ce cobaye la gangrène symétrique de la peau aux extrémités des membres ; une étude histologique permettra peut-être de reconnaître la nature de ces lésions, dont la genèse peut être attribuée à une intoxication lente par les toxines diffusant à travers la paroi du sac de collodion. »

Recherches pour expliquer le syndrome de Raynaud dans les Péricardites.

1°. — *Recherches expérimentales sur la compression du cœur dans les épanchements du péricarde et sur les accidents qui s'en suivent.*

F. Franck est le premier qui ait fait ces expériences. Avant lui, Aran, Trousseau et Lasigue appelèrent d'une façon spéciale l'attention des sociétés savantes sur des accidents très graves, manifestement liés à la présence de liquides accumulés dans le péricarde. Ils eurent le mérite de démontrer que ces accidents pouvaient être conjurés dans la plupart des cas par une opération fort peu en faveur à cette époque, la paracentèse du péricarde.

En mai 1877, M. François Franck communiqua à la Société de biologie les résultats de ses expériences sur la compression du cœur.

Il établissait, après une série d'expériences faites sur des chiens, que la compression du cœur dans le péricarde supprimait le pouls artériel en faisant obstacle à la pénétration du sang dans les oreillettes. Il montrait quelle compression est nécessaire pour reproduire les troubles dus aux épanchements subitement abondants ; ceux dus aux épanchements graduellement croissants ; ceux dus aux épanchements modérés et stationnaires ; et il concluait, en appliquant ces données expérimentales à la pathologie, que le facies spécial des malades porteurs d'épanchements abondants, facies signalé avec raison par Woillez, que chez les mêmes malades la petitesse et la fréquence du pouls sans augmentation correspondante de la température ; que la tendance aux syncopes, aux lipothymies, le refroidissement et la pâleur des extrémités, que l'œdéme pleurétique observé au bout d'un temps variable, sont autant de signes cliniques qui trouvent leur explication en partie dans l'insuffisance de l'hématose, mais surtout dans l'influence prédominante de la gêne circulatoire causée par l'action compressive du liquide épanché à la surface du cœur (1).

A la séance du 23 janvier 1897 (2), M. F. Franck a présenté une nouvelle série d'expériences sur les accidents causés par la compression du cœur dans les épanchements du péricarde. Nous les citons tout au long parce qu'elles servent à expliquer ce que nous affirmions dans le chapitre

(1) C. R. *Soc. Biol.*, 1877.
(2) *Mém. Soc. Biol.*, 1897.

précédent, que les épanchements du péricarde gênant les fonctions du cœur peuvent produire les symptômes que nous avons observés.

Les expériences que j'ai autrefois montrées à la Société de Biologie ont établi que la compression du cœur dans le péricarde supprime le pouls artériel en faisant obstacle à la pénétration du sang dans les oreillettes. Celles-ci, sans résistance propre, s'affaissent quand la contre-pression qu'elles subissent prédomine, même légèrement, sur la pression veineuse.

Sur un cœur de tortue soumis à une circulation artificielle de sang défibriné sous une pression de 20 centimètres d'eau, une pression extérieure de 21 centimètres suffit à supprimer, en même temps que l'afflux sanguin, tout débit artériel. En élevant la pression du liquide afférent au-dessus de 21 centimètres, on contrebalance avantageusement les effets de la contre-pression et le courant sanguin se rétablit au travers des cavités cardiaques.

La compression des oreillettes, et par suite l'obstacle à la pénétration du sang dans la cavité ventriculaire, domine toute la scène des accidents produits par les épanchements dans le péricarde de liquides non toxiques.

Dans l'expérience sur le cœur isolé de l'organisme et soumis à un apport sanguin sous pression constante, il suffit d'une légère prédominance de la contre-pression sur la pression d'afflux pour déterminer la suppression définitive du pouls artériel.

Il n'en est pas de même chez un animal dont la pression veineuse peut varier au cours d'une contre-pression fixe établie dans le péricarde. Si cette contre-pression ne dépasse que d'une petite quantité la poussée du sang veineux, elle ne détermine que d'une façon passagère la chute de la pression artérielle et la suppression des ondées ventriculaires ; on voit au bout d'un temps très court, de 20 à 30 secondes, la pression remonter dans les deux circuits pulmonaire et aortique et le pouls reparaître de part et d'autre. Cette réparation spontanée s'explique aisément par l'élévation croissante de la pression veineuse qui arrive bientôt à prédominer sur la contre-pression intrapéricardique ; par le fait même de la suspension de la circulation artérielle, la tension veineuse augmente et l'oreillette droite reçoit du sang qui alimente le ventricule correspondant ; celui-ci peut alors relever la pression dans le circuit pulmonaire à un degré suffisant pour que l'oreillette gauche et par suite le ventricule soient de nouveau alimentés. C'est à ce moment que se répare plus ou moins complètement la suspension de la circulation aortique.

Pour supprimer celle-ci, il faut élever plus haut la contre-pression péricardique, et la rendre au cours de l'expérience prédominante sur la poussée veineuse.

Mais, dans cette nouvelle série exécutée sur un animal dont le thorax a été ouvert, on obtiendra toujours la chute de la pression artérielle et la disparition du pouls en n'exerçant qu'une contre-pression légèrement prédominante sur la pression veineuse.

Quand, au contraire, on opère sur un animal curarisé, dont le thorax est fermé et chez lequel l'aspiration thoracique existe encore ou a été rétablie à la suite de l'ouverture nécessitée pour la mise en place de la canule péricardique, il faut exercer dans le péricarde une contre-pression notamment plus élevée pour obtenir le même effet dépresseur artériel. Ce n'est pas qu'ici la pression veineuse soit plus haute, tout au contraire; c'est que la persistance ou la reproduction de l'aspiration thoracique diminue d'autant l'importance de la contre-pression péricardique.

Si, enfin, l'expérience est exécutée sur un animal respirant spontanément, une contre-pression beaucoup plus forte encore est nécessaire pour produire la chute de la pression artérielle et la suppression du pouls ; ici intervient un nouveau facteur, un élément de défense sollicité par l'influence nerveuse, la dyspnée. L'anémie artérielle et la congestion veineuse encéphalique produites dès les premiers instants par une contre-pression supérieure à la pression veineuse, provoquent une exagération notable de l'aspiration thoracique due, en grande partie, à une contraction active des muscles bronchiques ; elles déterminent en outre des mouvements respiratoires plus profonds qui atténuent la valeur de la contre-pression ; c'est alors que l'on assiste à ces grandes ondulations de la pression artérielle, avec amplitude plus grande des pulsations pendant la phase ascendante de la pression, avec diminution d'amplitude du pouls pendant les phases descendantes, véritable pouls paradoxal dont j'ai obtenu des courbes très démonstratives sur des malades atteints d'épanchements péricardiques, spécimens que je soumets à la Société.

« J'ajoute que ces expériences de contre-pression du péricarde ne peuvent fournir aucun élément de discussion dans la question de l'activité diastolique des ventricules ; les auteurs italiens, MM. Stefani et Jallerani (1), en reprenant mes anciennes expériences qui paraissaient leur être restées inconnues, ont cru établir que la digitale augmente la force diastolique du cœur, en constatant qu'une contre-pression plus haute que normalement est nécessaire pour produire la même dépression artérielle ; mais j'ai montré à mon tour que si une telle différence existe, c'est que dans l'intoxication par la digitale avancée la pression veineuse s'exagère notablement ; il est naturel, dès lors, qu'une plus forte contre-pression soit nécessaire pour produire l'extinction du pouls artériel. »

2. — *Expériences démontrant l'action du péricarde sur le myocarde.*

M. Heitler, ces dernières années, a constaté que les excitations mécaniques et électriques du péricarde provo-

(1) *Arch. p. l. Sc. Méd.*, XIV.

quent, tant qu'elles persistent, un arrêt dans les battements du cœur.

Mais si l'excitabilité du péricarde est abolie par la cocaïnisation, les excitations électriques ne provoquent plus cet arrêt. (1)

3. — *Expériences pour montrer l'action de certaines toxines* (en particulier du pneumoccoque) *sur les vaisseaux.*

En 1888, Arloing (2) a fait des séries d'inoculation avec le pneumoccoque liquefaciens bovis (agent pathogène de la peripneumonie du grôs bétail) ; à la quatrième inoculation, il se produisait toujours un œdème considérable.

Plus tard, il a démontré à une séance de la Société des sciences médicales de Lyon, que, dans les cultures sur gélatine à 45°, ce microbe (le pneumoccoque) sécrète une substance qui, injectée dans le tissu conjonctif, provoque de l'inflammation et agit sur les vaisseaux. Ces produits solubles sécrétés par les microbes sont, les uns vaso-constricteurs, les autres vaso-dilatateurs ; aussi leurs effets peuvent-ils produire le syndrome de Raynaud.

Que ces toxines soient vaso-dilatatrices ou vaso-constrictives, le résultat est le même, puisque à la période de vaso-constriction succède en général une période de vaso-dilatation paralytique, ayant pour conséquence de l'œdème qui détermine la gangrène.

(1) *Soc. méd.,* Vienne. Aut., 8 janvier 1898.
(2) *Soc. nat. méd.,* Lyon, mai 1888.

CONCLUSIONS

I. — L'asphyxie locale des extrémités est bien véritablement un syndrome, c'est-à-dire une série de phénomènes accompagnant une entité morbide. Les causes qui peuvent le produire sont très nombreuses. On le rencontre dans beaucoup d'affections : maladies nerveuses, tuberculose, anémie, etc., aussi sa pathogénie est-elle très difficile à établir.

II. — Les troubles cardiaques sont susceptibles de provoquer le syndrome de Raynaud.

Pour notre part, nous avons observé deux cas chez lesquels ont coïncidé une péricardite et des symptômes d'asphyxie locale symétrique des extrémités.

Nous attribuons à l'insuffisance fonctionnelle du myocarde gêné par l'épanchement du péricarde ces phénomènes de cyanose.

BIBLIOTHÈQUE NATIONALE R.F. IMPRIMÉS

BIBLIOGRAPHIE

QUESNAY. — *Traité de la gangrène*, 1739.
BOYER. — *T. chirurgie*, 1820.
RAYNAUD. — *Thèse*, 1862.
DÉJERINE et LELOIR. — *Archives de Physiologie*, 1881.
PITRES et VAILLARD. — *Archives de Physiologie*, 1885.
BOURRELY. — *Thèse*, Paris, 1886.
GRASSET. — Maladie du système nerveux, 1886.
SAYMOUR TAILOR. — *The Lancet*, 1887.
SPILLMANN. — Cliniques hôpital civil Nancy, 1894.
BRENGUIS. — *Thèse*, Paris, 1895.
VULPIAN. — Leçons sur l'appareil vaso-moteur.
SELEZNEFF. — *Wratsch*, 1896.
BYERS. — *The Lancet*. Août 1899.
RENON. — *Mem. Soc. Biolog.*, 1899.
DURANTE. — *Semaine Médicale*, (1899).
SAINT PHILIPPE. — *Journ. Med. Bordeaux* (1882).
ARLOING. —*Mem. So. Soc. Med.*, Lyon, 1888.
F. FRANCK. — *Soc. Biol.* 1877 et 1898.
HEITLER. — *Mém. Soc. Med.*, Vienne Autriche, 1898.
BOUVERET. — *Lyon Médical*, 1895.
COUCHET. — *Thèse*, Lyon, 1898.
COMBEMALE. — *Echo Médical Nord*, 1899.
GASTOU. — *Mem. Soc Derm. et Syph.*, Mai, 1899.
LECLERC. — *Semaine Médicale*, 1900.
ELHERS. — *Copenhague. Coll. Leauté*. Ergotisme.
DE RHAM. — *Revue Suisse Romande*. Août, 1897.
POTAIN. — *Cliniques*, 1897.
PHISALIX. — *Mem. Soc. Biol.*, 1900.
CHAVANIS. — *Loire Médicale*, 1898.
NARTH. — *Med. Moderne*, 1898.

BIBLIOTHÈQUE NATIONALE R.F. IMPRIMÉS

TABLE DES MATIÈRES

BIBLIOTHÈQUE NATIONALE
R.F.
IMPRIMÉS

IMPRIMERIE F. DEVERDUN, BUZANÇAIS (INDRE).

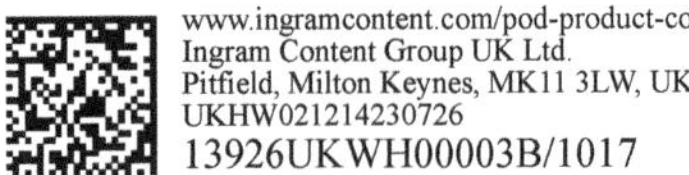
www.ingramcontent.com/pod-product-compliance
Ingram Content Group UK Ltd.
Pitfield, Milton Keynes, MK11 3LW, UK
UKHW021214230726
13926UKWH00003B/1017

9 782013 579360